DES

HÉMORRHAGIES

DANS L'HYSTÉRIE

PAR

Virgile MORA,

De Jussy (Aisne),

Docteur en médecine de la Faculté de Paris.

PARIS

A. PARENT, IMPRIMEUR DE LA FACULTÉ DE MEDECINE

29-31, RUE MONSIEUR-LE-PRINCE, 29-3.

1880

DES

HÉMORRHAGIES

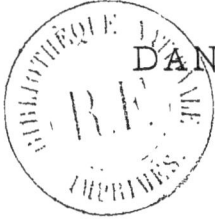

DANS L'HYSTÉRIE

PAR

Virgile MORA,

De Jussy (Aisne),

Docteur en médecine de la Faculté de Paris.

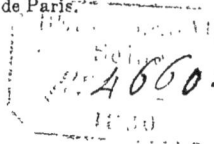

PARIS

A. PARENT, IMPRIMEUR DE LA FACULTÉ DE MÉDECINE

29-31, RUE MONSIEUR-LE-PRINCE, 29-31.

—

1880

A MON PÈRE ET A MA MÈRE

A MES PARENTS

A MES AMIS

A mon président de thèse :

M. VULPIAN

Doyen de la Faculté de médecine,
Membre de l'Institut et de l'Académie de médecine,
Officier de la Légion d'honneur.

A M. PINET

Secrétaire de la Faculté de médecine,
Chevalier de la Légion d'honneur.

DES

HÉMORRHAGIES

DANS L'HYSTÉRIE

INTRODUCTION.

L'affection hystérique, dit Sydenham (1), n'est pas
seulement très fréquente, elle se montre encore sous
une infinité de formes diverses, et si le médecin n'a pas
de sagacité et d'expérience, il se trompera aisément
et attribuera à une maladie essentielle et propre à tel
ou tel organe des symptômes qui dépendent unique-
ment de l'affection hystérique.

M. le professeur Lasègue confirme l'idée de Sydenham en disant que l'hystérie est une maladie à foyers :
« Ce n'est pas, dit-il, en envisageant d'une manière
générale les diverses manifestations qu'elle présente
que l'on peut en faire une étude profitable : c'est plu-

----

(1) Sydenham. Dissertation sur l'hystérie, 1681.

tôt topographiquement qu'il faut procéder pour pénétrer des phénomènes particuliers à tel ou tel organe; en d'autres termes, il ne suffit pas d'étudier les troubles nombreux et multiples de l'hystérie dans leur ensemble; il faut encore les étudier à part, les uns après les autres, en même temps que l'état spécial de l'organe qui est le siège de quelque trouble fonctionnel.

« Sous la dénomination assez pittoresque et certainement très pratique *d'hystérie locale* ou *partielle* (local hysteria), dit M. le professeur Charcot (1), les médecins anglais ont l'habitude de désigner la plupart des accidents qui persistent d'une manière plus ou moins permanente dans l'intervalle des attaques convulsives chez les hystériques, et qui permettent presque toujours, en raison du caractère de ces accidents, de reconnaître la grande névrose pour ce qu'elle est, même en l'absence d'autres symptômes. »

L'hystérie se manifeste donc sous un très grand nombre de formes différentes; mon but en ce moment n'est que d'étudier une seule de ces formes : *l'hémorrhagie hystérique*. Cette hémorrhagie peut se faire de bien des façons : soit sous forme de gastrorrhagie, d'hémoptysie, de métrorrhagie, d'épistaxis, ou enfin sous celle de sueurs sanguines. On trouvera dans les observations qui suivent ces diverses formes d'hémorrhagie.

(1) Charcot. Leçons sur les maladies du système nerveux. Onzième leçon (1872-73).

Obs. I. — Hématopédésis coïncidant chez une jeune fille avec
des accès d'hystérie (1).

Une jeune fille âgée de 21 ans, petite, sanguine,
irrégulièrement menstruée, d'esprit faible, pares-
seuse, portée à la vie contemplative, était chagrinée
par ses parents pour avoir abjuré le protestantisme.
Elle s'enfuit de la maison paternelle, alla chercher
asile chez plusieurs personnes, et fut enfin admise à
l'hôpital. Elle avait alors des attaques d'hystérie qui se
manifestaient par des convulsions générales, par une
exquise sensibilité des régions pubiennes et hypoga-
striques, par les étouffements avec le hoquet et les
sanglots qui sont particuliers à cet état.

Lorsque l'attaque d'hystérie était violente et se pro-
longeait de vingt-quatre à trente heures, la malade
entrait dans une sorte d'extase caractérisée par les
yeux fixes, sans apparence d'intelligence et par les
mouvements nuls et automatiques. Elle murmurait
parfois des prières, et une sueur de sang se manifes-
tait sur les pommettes et l'épigastre. Le sang s'échappait par gouttes ternes et tachait la linge. Tout le
système capillaire était injecté dans la partie qui était
le siège de cette hémorrhagie. La peau était d'un rose
vif et couverte d'arborisations vasculaires. Ces phénomènes se renouvelaient toutes les fois que la catalep-
sie hystérique durait longtemps ou s'exaltait par l'im-

(1) Mémoire sur l'action des saignées, par M. Chauffard,
d'Avignon. Transactions médicales, t. II, octobre 1830.

patience de la malade, car, dévote à sa façon, elle était
emportée et démentait par son caractère aigri l'idée
de sainteté que cette sueur de sang donnait d'elle à
des personnes pieuses et peu éclairées.

Ces accidents durèrent près de trois mois ; ils furent
combattus d'abord sans succès par des saignées locales
autour de la tête et des organes sexuels ; ils cédèrent
assez rapidement aux saignées révulsives répétées et
à d'autres topiques révulsifs.

Obs. II (1). — Passion hystérique consécutive à la suppression
d'une leucorrhée.

Une dame de naissance illustre, âgée de 30 ans,
d'un tempérament sanguin et d'une riche constitution,
avait eu, à l'époque de ses couches, des accidents
hystériques.

Après la mort de son mari, elle se mit à un régime
succulent et, comme elle aimait beaucoup la danse,
elle s'y adonna outre mesure. Elle ne prenait aucun
soin pour éviter les refroidissements et passait de
longues heures assise (*nudo podice*) sur le gazon; elle
détériora peu à peu son estomac par un usage im-
modéré de fruits et de salades ; aussi ne tarda-t-elle
pas à éprouver des anxiétés précordiales, de la dys-
pepsie, une douleur dans la région du dos et de la
constipation. Aux époques menstruelles, au lieu de

(1) Frédéric Hoffmann. Opera omnia, Genevæ, 1748, t. III,
sect. 1, cap. 5 : De malo hysterico.

sang, elle perdait une sérosité visqueuse, et comme
un jour cet écoulement était arrêté à la suite d'un re-
froidissement du ventre, il se développa dans le voisinage de l'aine une tumeur dure, large de quatre
doigts, sensible à la pression, et longue environ d'une
palme; puis il survint des accidents graves. La malade
tombait à l'improviste privée d'une manière complète
du mouvement, de la sensibilité, de l'intelligence. La
face était rouge, gonflée; les mamelles se tuméfiaient
énormément, le pouls était plein et developpé, des
flatuosités distendaient le ventre, les extrémités
étaient roides et la sueur teignait le linge en rouge.

Obs. III (1).

Une fille âgée de 10 ans prit avec un avantage assez
marqué des pilules mercurielles, parce qu'on la
croyait affectée de la syphilis. Neuf mois après elle
eut une douleur tensive dans le bras droit, lequel se
couvrit de pustules qui furent le siège de douleurs
pongitives; bientôt un sang rutilant jaillit et toutes
les pustules disparurent; un mois après, lorsque cette
fille atteignit sa douzième année, les mêmes accidents
revinrent et furent bientôt suivis de la première apparition des règles. Le mois suivant, les mêmes phénomènes se reproduisirent dans un ordre semblable.

On eut recours aux emménagogues et à la saignée

(1) Van Swieten. Commentaria in Alph. Boerh. Parisiis, 1765,
t. IV, p. 377 : Morbi virginum. — Gendrin. Loc. cit, tom. I,
p. 278.

des pieds ; les menstrues revinrent régulièrement et ne furent plus précédées des hémorrhagies du bras.

L'hiver était dur, et chaque fois que cette fille contractait du froid aux doigts de la main droite, le sang s'écoulait abondamment de l'extrémité de ces parties, sans qu'il s'y manifestât le moindre vestige ni de fissure ni de pustule ; il suffisait de réchauffer ces parties pour arrêter l'hémorrhagie qui disparut aux chaleurs du printemps. Pendant quatre mois, rien d'anormal ; les menstrues continuèrent régulièrement, mais elle se supprimèrent. Alors, cette fille eut, tous les jours ou tous les deux jours, quelquefois tous les huit jours, une hémorrhagie qui survenait goutte à goutte par la peau des doigts de la main droite. Il était impossible de distinguer, après avoir abstergé le sang, les orifices d'où il provenait. Il arriva ensuite que, lorsque le sang s'était écoulé des doigts le matin, cette fille était prise l'après-midi de vertiges et de rougeur à la face. La région du larynx se tuméfiait, et il survenait suffocation comme hystérique. Bientôt après le sang coula par plusieurs points de la partie antérieure du cou, et aussitôt les vertiges, la rougeur de la face, la tumeur du larynx, etc., disparurent. Tous ces accidents disparurent après des saignées du pied et l'administration des emménagogues ; mais les règles restèrent supprimées et de nouveaux symptômes morbides se manifestèrent, la face rougit subitement, puis abondante épistaxis, tuméfaction de la région du larynx ; une sueur de sang se montra à la région antérieure du cou qui revint à son volume naturel ; mais le même jour la sueur de sang se montra au bras droit et au mollet de la jambe droite. Le soir, spasme dans toute la moitié droite du corps ; les facultés intellectuelles sont intactes. A dix heures du soir, paralysie du bras droit et contracture de la jambe droite. L'œil gauche est frappé d'amaurose. Ce même œil, un mois après, se tuméfia subitement et il s'en écoula des larmes de sang ; l'amaurose n'en persista pas moins ; la peau du nez fut ensuite le siège d'une sueur de sang à laquelle succéda une épistaxis qui fit place à des crachats sanglants ; puis le sang ruissela en jaillissant des ongles, des doigts de la main droite et de la partie externe du bras droit. Une tuméfaction survint en même temps, mais elle disparut sans sueur de sang ; deux jours après, à la suite d'une frayeur, l'œil gauche fut le siège d'une hémorrhagie peu abondante. Les règles revinrent enfin après deux mois de suppression ; elles furent peu abondantes et l'abdomen qui était tuméfié se dégonfla.

Obs. IV.

Mad. X... — A 7 mois, plusieurs doigts sont envahis par des plaies strumeuses, qui se cicatrisèrent après avoir été soignées par Alibert. A six ans, accès convulsifs avec perte de connaissance. Plus tard, les cicatrices de la main devinrent le siège d'une exsudation sanguinolente se manifestant sans douleur et sans cause appréciable (1). Un jour, sous l'influence d'un chagrin violent, les larmes furent teintes de sang et l'hématidrose se montra sur plusieurs points du corps (genoux, cuisses, poitrine, sillon des paupières inférieures). La sueur de sang qui inondait le visage de la malade lui donnait l'air « d'une personne assassinée. » Mariée à quinze ans, elle eut des enfants, mais la maladie continua. Pendant longtemps, elle eut des douleurs névralgiques déchirantes sur divers points du corps, lesquelles s'accompagnaient d'hématidrose au niveau des foyers de douleur. La malade eut dans la suite plusieurs hématémèses abondantes (Parrot).

Obs. V. — Cas d'hématidrose.

M. J..., âgé de vingt ans, de constitution saine et robuste, fut, à l'âge de douze ans, averti pour la première fois par ses compagnons de classe que quelques taches de couleur rouge se montraient sur le visage, qui du reste était fort pâle. Ces taches ne produisaient ni douleur, ni prurit ; seulement le malade éprouvait une grande fatigue. Sa langue, d'une couleur bleu noir, était fort tuméfiée et douloureuse ; la parole était difficile. Il avait des évacuations régulières de coloration vert brun ; l'urine était d'un rouge caratéristique. J... souffrait à cette époque de céphalalgies fréquentes.

(1) Bourneville (Tittel). Louise Lateau, p. 83.

Depuis huit semaines, ces phénomènes avaient disparu sans aucun traitement médical et il ne restait qu'une grande pâleur de la face; après un an, pendant lequel il ne souffrit plus d'aucun phénomène morbide, il reçut une sévère réprimande de son père. Il en éprouva une grande excitation psychique et remarqua que du sang en substance suintait par la face dorsale de la main gauche et que ce suintement lent et constant se faisait au même endroit, sans lésion visible de la main; l'hémorrhagie dura quelque temps et fut suivie d'une grande dépression morale et d'une paresse très grande.

Les hémorrhagies revinrent plus tard, mais irrégulièrement, et tandis que le malade se trouvait à la campagne, il observa que son mouchoir se colorait en rouge en essuyant la sueur de son front. On observa cette même coloration sur le col de la chemise et dans les bas. Les assertions de J... furent reconnues exactes par l'examen que l'on fit du mouchoir et des bas teints de sang.

A l'examen du malade, on contaste que les organes sont tout à fait normaux; la rate n'est pas tuméfiée. Les pieds et les mains semblaient légèrement tuméfiés pendant l'hémorrhagie. Pendant celle-ci, on a pu notifier un abaissement des battements du cœur jusqu'à 40 à la minute. La sortie du sang était manifeste à la face, à la superficie de la main, où l'on voyait une tache circonscrite, à la surface antérieure de la jambe, dans les pieds, où l'hémorrhagie était si abon-

dante, que le patient, qui changeait de bas toutes les
cinq heures, voyait la rougeur persister constamment.
Pendant ces phénomènes, le malade accusait de la
fatigue, de la céphalalgie, des vertiges et de la faiblesse
dans tout le corps. Il avait observé que ces troubles
diminuaient lors du mouvement au grand air et qu'il
prenait de l'exercice ; dans ces circonstances, une
difficulté de respiration dont il était atteint disparut
complètement : d'ailleurs l'appétit était bon, la digestion normale. Ce malade assurait en outre avoir
observé comme prodromes de l'hémorrhagie une sensation de malaise, de vertige ; il se sentait paresseux,
porté à la somnolence.

Le 1er octobre 1874, il entra comme volontaire d'un
an dans l'artillerie : depuis cette époque les hémorrhagies ont cessé.

Haller a rapporté une observation semblable.

Obs. VI. — Observation d'hématidrose (1).

Il y a plus de dix ans, demeurait dans un village
non loin de Vienne une femme, qui, d'après ce que
l'on disait, ne prenait aucun aliment ni aucune boisson, et qui affirmait que tous les vendredis, entre
10 heures du matin et midi, il se faisait chez elle une
hémorrhagie spontanée à divers endroits de la peau,

(1) Haller, de Vienne. Maladies de la peau ; traduction par le
Dr Doyon, t. I, p. 95.

mais surtout à la face, aux mains et aux pieds. Ces endroits étaient, disait-on, les mêmes que ceux par lesquels le sang avait coulé pendant le crucifiement de Jésus.

Or comme ce fait occasionnait une sensation profonde dans le voisinage et attirait de nombreux pèlerins de toutes les parties du pays, les autorités se virent obligées de faire une enquête sérieuse sur cette affaire. Le Dʳ Haller, qui occupait une fonction élevée à l'hôpital général de Vienne, fut envoyé sur les lieux, accompagné d'un détachement nécessaire de police, et à temps pour placer la femme sous bonne surveillance le jeudi et pour l'amener à Vienne avant le vendredi. Là elle fut placée dans une chambre, de façon à pouvoir être surveillée, sans interruption nuit et jour, par des médecins.

Le vendredi vint et la femme ne saigna pas. Toutefois, elle ne prit rien pendant ce jour, ni jusqu'à l'après-midi du samedi ; mais alors, tourmentée par la faim, elle demanda des aliments et mangea en quantité considérable. A partir de ce moment, elle prit sa nourriture régulièrement, et l'hémorrhagie ne reparut plus.

Obs. VII (communiquée par M. Sevestre). — Attaques d'hystéro-épilepsie répétées. Vomissements de sang.

L... (Juliette), âgée de 22 ans, est entrée le 20 mai 1876, à l'hôpital de la Charité, dans le service de M. le professeur G. Sée (salle Sainte-Anne, nº 11).

Cette jeune fille a toujours été bien portante jusqu'à l'âge de 18 ans ; elle a eu seulement, vers l'âge de 10 ans, quelques manifestations scrofuleuses vers les yeux et les oreilles.

Réglée à douze ans et demi, elle l'a toujours été jusqu'à l'âge de quinze ans. Le flux menstruel, abondant, durait pendant une huitaine de jours et ne s'accompagnait d'aucune souffrance. De quinze à dix-huit ans, les règles ont présenté au contraire beaucoup d'irrégularité, survenant toutes les trois semaines, tous les mois, et parfois tous les deux mois, et se prolongeant seulement pendant deux jours, ou même moins de vingt-quatre heures. A partir de dix-huit ans, elles ont encore été plus irrégulières, se sont accompagnées de douleurs de reins et de pertes blanches au moment des époques ou dans leur intervalle.

A l'âge de dix-huit ans, à l'occasion d'un incendie, elle eut une grande peur et fut prise de convulsions. Ces attaques se renouvelèrent, le lendemain et les jours suivants, pendant huit mois, puis, au lieu de se produire le jour, ne parurent plus que la nuit, pendant trois autres mois. Pendant tout ce temps, les règles avaient été supprimées, puis les attaques convulsives cessèrent.

Mais dès ce moment, la malade fut prise de paralysie portant sur les deux membres du côté droit. Les muscles de la face, ou tout au moins ceux de la langue et du pharynx, étaient aussi affectés ; car il y avait, à ce qu'elle raconta, une gêne considérable de la mastication, de la déglutition des aliments, peut-être aussi y avait-il de la contracture, car elle dit que ses dents étaient serrées. En tout cas, on fut obligé, pendant plusieurs mois, de lui introduire des aliments à l'aide de la sonde œsophagienne. Les membres du côté gauche étaient eux-mêmes plus faibles qu'auparavant, et des deux côtés il y avait une perte absolue de la sensibilité. En même temps la parole était très gênée par suite de la paralysie de la langue. La vue était presque complètement perdue, au point que la malade ne voyait pas à se conduire ; l'ouïe était totalement abolie. Cet état persista pendant quatre ou cinq mois, puis disparut progressivement.

Cependant, aujourd'hui encore, les membres du côté droit sont plus faibles que ceux du côté gauche.

Vers le mois de janvier de cette année, en même temps que reparaissaient les attaques, elle eut des vomissements de sang tous les matins et beaucoup plus rarement le soir ; il y eut également, mais à de rares intervalles, des vomissements bilieux survenant sans la moindre nausée.

Enfin le 20 mai elle entre à l'hôpital, en raison de la persistance et de l'intensité des attaques. Ces attaques, au dire de la malade, surviennent subitement ou après quelques phénomènes précurseurs ressemblant à l'aura épileptiforme ; elles débuteraient par un cri et seraient accompagnées de perte de connaissance, d'écume à la bouche ; elles présenteraient en somme les caractères qui appartiennent aux attaques épilepti-

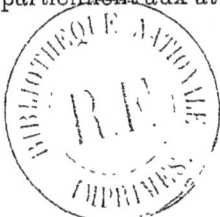

ques ; aussi la malade est-elle envoyée à l'hôpital avec le diagnostic d'épilepsie ; mais, quand on analyse minutieusement les phénomènes d'après le récit de la malade, et d'après l'examen qui peut en être fait dès le lendemain de l'entrée, cette opinion ne peut être admise.

La malade est ordinairement avertie de l'attaque par quelques phénomènes précurseurs : le plus souvent c'est la sensation d'une boule qui, partant du côté gauche du bas-ventre, arrive à l'épigastre et la base du thorax, où elle détermine une vive constriction ; d'autres fois, c'est de la lourdeur de tête ; la malade, suivant son expression, se sent « tout drôle », elle est comme étrangère à ce qui se passe autour d'elle ou bien elle éprouve des contractions dans les muscles des mâchoires, on sent que la langue ne peut se détacher. Dans quelques circonstances pourtant, elle est surprise par l'attaque et tombe immédiatement, mais non cependant sans avoir le temps de trouver un siège ou même d'entrer chez un pharmacien lorsqu'elle se trouve prise dans la rue. Ces attaques surviennent tantôt sans cause appréciable, tantôt à l'occasion d'une contrariété, d'une émotion plus ou moins forte, la malade tombe de suite en poussant des cris perçants et répétés, et non point un cri unique.

L'attaque est caractérisée surtout par des contractions chroniques plus ou moins énergiques, mais généralement assez intenses, par des mouvements du bassin, et, à plusieurs reprises, la malade est tombée de

son lit. Il y a de plus, pendant l'attaque, des contractions dans les muscles de la face, des convulsions des
globes oculaires qui sont portés en haut ; du hoquet,
des éructations, des mouvements de déglutition qui
ramènent souvent une écume sanguinolente, en raison
des morsures de la langue. La perte de connaissance
pendant tout ce temps paraît à peu près complète, mais
les pupilles sont ordinairement normales, quelquefois
un peu dilatées, puis au bout d'un temps variable de
quelques minutes à un quart d'heure ou une demi-
heure, la crise se termine par un état d'assoupissement ou par des pleurs.

Pendant tout le temps de l'attaque, le pouls et la
température sont à peine modifiés ; le pouls est seulement un peu plus fréquent, et la température
dépasse à peine la normale. Nous reviendrons d'ailleurs sur ce point.

Ces attaques se répètent un certain nombre de fois
dans les vingt-quatre heures, tantôt 2 ou 3 seulement,
tantôt 5 ou 6 fois.

Dans l'intervalle des attaques, il existe aussi quelques phénomènes dont l'intensité varie d'un moment
à l'autre, mais qui font rarement défaut. Ce sont
surtout des mouvements choréiformes qui existent
principalement dans le bras gauche et la face ; ces
mouvements sont à peu près continuels.

En outre, la malade est presque constamment dans
un état d'assoupissement dont on la tire parfois assez
difficilement : elle accuse alors une céphalalgie intense,

surtout dans la région occipitale ; la lumière et le bruit augmentent cette douleur de tête, et suffisent parfois à ramener une attaque.

D'autres fois, sans qu'il y ait d'attaque véritable, on voit survenir, à l'occasion d'une contrariété ou par le fait d'une attaque chez une de ses voisines, soit des vomissements, soit des accès de palpitations douloureuses et perceptibles seulement par la malade. La compression des ovaires à droite et à gauche est sans effet sur l'attaque et, dans l'intervalle, suffit quelquefois, mais rarement, pour en ramener une nouvelle.

Outre les phénomènes signalés déjà, la malade en présente quelques autres, de nature évidemment hystérique.

Elle est d'une impressionnabilité excessive, pleure sans motif et tressaille sans cause. Souvent elle a des vertiges et elle sent que la tête lui tourne dès qu'elle regarde d'un lieu tant soit peu élevé. Le courant de l'eau l'attire, à tel point que, par le seul fait et par crainte d'accident, on a dû l'éloigner de son pays sillonné de cours d'eau.

La vision est obscure, et l'œil droit surtout voit mal les objets que cependant il distingue confusément. L'ouïe et l'odorat sont aussi naturellement diminués. La sensibilité cutanée (dans tous ses modes) est complètement abolie en certains points, et en particulier dans les deux membres du côté droit, avec cette particularité que la ligne d'anesthésie dépasse de quelques centimètres la ligne médiane au niveau du thorax et, au contraire, n'arrive pas jusqu'à elle à l'abdomen. Sur les autres points du tronc, sur les membres du côté gauche, à la face et au cou, la sensibilité est seulement diminuée. La sensibilité de la muqueuse buccale et nasale est conservée. La paralysie de la motilité est très marquée, mais cependant incomplète à droite ; à gauche, la malade serre faiblement, mais bien mieux qu'à droite. La motilité des muscles de la face est conservée.

La malade dort mal et n'a que rarement de sommeil véritable. Quand elle est assoupie, elle est presque constamment tourmentée par des rêves effrayants, elle voit des assassinats, des incendies, des animaux fantastiques ; souvent alors elle se réveille en sursaut, toute tremblante et en sueurs.

L'appétit est capricieux, et sauf les vomissements qu'elle a de temps en temps, les fonctions digestives s'exécutent bien ; cependant elle a souvent du tympanisme après le repas, de sorte qu'elle est obligée de desserrer ses vêtements. Elle est habituellement constipée ; elle reste aussi, dit-elle, plusieurs jours sans uriner ; elle serait même, avant d'entrer à l'hôpital, restée quinze jours sans rendre une goutte d'urine et aurait eu en même temps des vomissements très abondants de matières liquides analogues à de la bile très-claire. (?)

Les règles viennent mal et, depuis trois ou quatre mois, ont fait défaut complètement ; elle n'a pas remarqué qu'au moment des règles, les phénomènes nerveux fussent plus intenses.

Pendant les premiers jours, on n'observe aucune modification. La malade est traitée sans aucun résultat par le chloral, les injections de morphine et le bromure de potassium. Les douches restent aussi sans effet favorable, et la malade a eu à plusieurs reprises des accès sous la douche ; même insuccès avec les bains. Au premier bain qui fut donné, on dut la retirer au bout de quelques minutes.

2 juin. La malade soumise régulièrement depuis plusieurs jours à l'emploi du bromure de potassium est un peu mieux. Les attaques sont moins fréquentes, et dans l'intervalle de celles-ci elle est à peu près à l'état normal et conserve seulement les troubles de la motilité et de la sensibilité qui ont été signalés, les mouvements choréiformes sont moins intenses.

Le 15. A la suite d'une attaque plus intense, les phénomènes se sont notablement aggravés depuis 5 jours ; les attaques sont plus fréquentes et plus fortes que jamais ; il y en a quatre, cinq, six, huit dans les vingt-quatre heures, et dans l'intervalle la malade est dans un coma complet. Les yeux fermés, elle paraît étrangère à tout ce qui l'entoure, ne répond que lorsqu'on lui parle, et ne paraît pas voir lorsqu'on soulève les paupières. La respiration paraît gênée à certains moments sans que l'examen de la poitrine révèle la cause de cette dyspnée ; il y a aussi, de temps en temps, des accès de toux gutturaux, que l'on pourrait assez juste-

ment comparer aux aboiements d'un chien. On peut
difficilement lui faire ingérer quelques aliments. La
constipation est absolue malgré les lavements.

L'urine est très peu abondante.

Cet état persiste pendant une huitaine de jours
sans subir aucune modification, malgré tous les traitements employés, puis il cesse progressivement.

Le 26, les attaques sont moins fréquentes.

La malade recommence à parler comme auparavant, l'état général est même meilleur, mais la paralysie motrice et l'anesthésie sont plus complètes qu'au
moment de l'entrée ; le bras et la jambe du côté droit
sont absolument inertes et dans un état d'insensibilité
absolue. Pendant tout ce temps on a continué le bromure de potassium à l'intérieur et les lavements de
chloral.

15 juillet. L'amélioration continue. Les attaques
sont rares ; il se passe souvent plusieurs jours sans
qu'il y en ait ; elles sont, en tout cas, très légères. En
outre, l'état général est bon.

L'appétit est revenu, mais la malade conserve une
paralysie absolue de la motilité et de la sensibilité à
droite.

Obs. IX.

Florence C..., 23 ans, hystéro-épileptique, avec
accès distincts, a été soignée à la Salpêtrière, à Necker
et à l'Hotel-Dieu, en ce moment à la Pitié, service de
M. Desnos. Cette malade est hémianesthésiée à gauche

de la sensibilité et des sens spéciaux, depuis près de
six ans. Dans ce long espace de temps elle ne recouvra
la sensibilité que pendant une période de six mois.
Actuellement, le côté gauche paraît à la malade notablement plus froid que le côté droit, la sueur y est
plus abondante ; chez elle, la menstruation a toujours
été très irrégulière, surtout pendant la période de
paroxysmes hystériques. Elle a présenté des épistaxis,
des hémoptysies et surtout des gastrorrhagies très
abondantes. Ces dernières se produisent principalement au printemps et à l'automne en même temps
que les règles reparaissent abondantes, mais irrégulières.

A la face, le côté anesthésié paraît parfois à la malade plus froid que le côté sain ; mais plus souvent
celle-ci y perçoit une sensation de chaleur, laquelle
s'accompagne d'une rougeur non douteuse des parties.
Cette rougeur se montre par petites plaques tantôt
isolées, tantôt se réunissant plus ou moins par leurs
bords. Cette hyperémie disparaît au bout de quelques
jours et à sa place on constate une petite desquama-
tion furfuracée. Quand la malade prend des douches
ou des bains, tout son côté gauche anesthésié se couvre
de la tête aux pieds de petits îlots d'hyperémie qui
durent une heure et demie environ. (Thèse de Martin,
1876).

Obs. X.

Maria K..., domestique, reçut un coup violent sur
le crâne. Quelque temps après elle fut prise de con-

vulsions et d'hémorrhagies par le cuir chevelu, les yeux et l'oreille gauche ; elle eut aussi des vomissements de sang, accidents qui durèrent plusieurs semaines.

A ce moment, cessation des hémorrhagies et amélioration dans la santé de la malade. Au bout de quinze jours, réapparition des mêmes accidents qui se renouvellent tous les huit ou quinze jours. Pendant ce temps, la fonction menstruelle n'est pas altérée. Apparition, dans la moitié gauche du corps, d'ecchymoses et de sigillations de 4 à 6 cent. de diamètre. Tous ces troubles se produisent en même temps que des attaques convulsives au sortir desquelles le côté gauche (côté des hémorrhagies) restait à demi paralysé pendant un temps qui variait de six jours à deux ou trois semaines.

Maria K..., qui était heureuse de se voir intéressante et recevait des cadeaux des personnes qui l'observaient, pouvait, à sa fantaisie, provoquer des acces d'hémorrhagie. Pour cela, elle n'avait qu'à se prendre de querelle avec une de ses voisines. L'exaltation qui s'ensuivait était suffisante pour provoquer une hémorrhagie. (Arch. gén. de méd., août 1857, p 165, par Magnus Huss.)

Obs. XI (1).

Mlle A... éprouve dès l'âge de 11 ans des accès d'hystérie fréquents, suivis d'un vomissement de

(1) Pinel. Dict. des sc. méd. ; art. Hématémèses, 1817, t. XX, p. 98

sang. A 11 ans, les menstrues apparaissent, la santé se rétablit et l'écoulement a lieu régulièrement pendant quelques mois.

Une vive frayeur détermine une suppression avec de forts accès d'hystérie ; un acte de violence détermine une nouvelle suppression.

Dès la première aménorrhée, il se déclare une déviation des menstrues ; les jambes deviennent enflées, se couvrent de vésicules, et pendant six mois le sang sort par ces petites tumeurs.

Le bras gauche se tuméfie, le sang choisit cette nouvelle voie ; les jambes se guérissent. Ce phénomène dure un an.

Une troisième déviation se forme au pouce gauche, à la suite d'une piqûre, et les menstrues coulent six mois par cette petite ouverture.

La quatrième année, immédiatement après un érysipèle de la face, deux ouvertures s'établissent ; l'une à l'angle nasal, l'autre sur le milieu de la paupière, et ces deux pertuis fournissent pendant deux ans l'évacuation périodique qui cesse de se faire par le pouce.

L'abdomen devient à son tour le siège d'un érysipèle ; le nombril se prend et le sang sort régulièrement pendant cinq mois par cette partie à chaque époque menstruelle.

L'écoulement insolite se fait jour pendant quatre mois par la malléole interne du pied gauche, deux mois par l'oreille du même côté, et trois mois enfin par le sein du côté gauche.

Lorsque le sang ne s'échappait par aucune voie fixe, il survenait des hémorrhagies nasales et des vomissements de sang précédés de convulsions, de maux de tête et d'étourdissements.

Après quelque temps de séjour à la Salpêtrière, la santé de Mlle A... s'améliora et les règles prirent leur route ordinaire.

Obs. XII. — Hystérie. Obs. de Rathery, *Union medic.*, 1880, nº 32. Hématémèses survenant à la fin des accès.

Albertine G..., âgée de 22 ans, riveuse dans l'acier, entre à l'hôpital Tenon, salle Sainte-Thérèse, nº 13, le 17 septembre 1879.

La malade a encore son père et sa mère qui ont chacun 70 ans, mais elle a perdu trois frères et sœurs tous morts en bas âge.

Dans les antécédents personnels, il faut noter des maux d'yeux, de l'engorgement des ganglions cervicaux dans l'enfance, une fièvre typhoïde à l'âge de 18 ans.

Depuis l'âge de 12 ans, la menstruation a toujours été très régulière.

Il y a deux ans et demi cette femme était descendue dans sa cave ; elle se trouvait dans l'obscurité lorsqu'une de ses camarades voulant lui faire peur par plaisanterie, se précipita sur elle. Albertine G... avait été à la Morgue quelques jours auparavant et y avait vu le cadavre de la femme coupée en morceaux par Billoir. Ce souvenir lui revint, elle crut qu'on voulait la tuer et sa frayeur fut telle qu'en remontant l'escalier elle fut prise d'une attaque de nerfs, perdit connaissance, tomba le visage contre terre et se fit au sourcil une plaie assez profonde dont on voit aujourd'hui encore la cicatrice.

La perte de connaissance se prolongea, dit-elle, pendant deux jours. A ce moment, elle rendit par la bouche, pour la première fois, une quantité de sang que la malade évalue à près de deux litres.

Un médecin appelé lui fit appliquer de la glace sur la poitrine.

Depuis cette époque, les attaques avec convulsions, perte de connaissance, se répétent fréquemment et presque toutes les fois se terminent par un écoulement de sang par la bouche. Elles reviennent d'une façon irrégulière. Leur apparition ne présente point de rapport avec les époques menstruelles, mais les émotions, les contrariétés en provoquent presque infailliblement le retour. Alors la malade tombe dix, quinze, vingt fois dans une seule journée ; chaque fois elle a des convulsions, perd connaissance, puis rejette par la bouche du mucus sanguinolent ou même du sang pur en quantité variable.

Parfois le rejet de sang fait défaut, et alors l'attaque est suivie d'un malaise plus grand, d'une pesanteur au creux épigastrique, d'un sentiment d'oppression à ce niveau.

Depuis le début de ces accidents, la malade a eu deux grossesses pendant lesquelles ceux-ci se répétaient avec une fréquence telle, surtout dans les quatre premiers mois, qu'Albertine G... ne pouvait quitter le lit. Chacune de ces grossesses se termina par une fausse couche.

C'est en avril 1879 que la dernière fausse couche s'est produite. La menstruation s'était rétablie avec régularité, les attaques persistaient, mais étaient devenues moins fréquentes, lorsqu'au mois d'août la malade éprouva de vives contrariétés à la suite de perte d'argent. Alors les attaques redoublèrent d'intensité et de nombre, les crachements de sang survenant toujours au moment de l'accès et jamais dans leur intervalle.

Enfin dans les premiers jours de septembre les accès ne cessent pour ainsi dire plus. La malade ne reprend connaissance que pour retomber de nouveau. C'est alors qu'elle se décide à entrer à l'hôpital.

Pendant les premières semaines de son séjour, la malade n'a pas eu de grandes attaques convulsives, mais il lui arrivait parfois de perdre connaissance, et chaque fois elle rendait par la bouche un peu de sang qui teintait en rouge sa chemise ou sa camisole.

A plusieurs reprises; elle aurait eu de la fièvre le soir. L'appétit était perdu, d'ailleurs l'examen de la poitrine révélait un peu de submatité et de rudesse de

la respiration au sommet gauche. La toux, l'expecto-
ration faisaient défaut. Pas des sueurs nocturnes, pas
d'amaigrissement appréciable.

Depuis un mois, les pertes de connaissance, les
convulsions sont devenues plus fréquentes. Ce sont de
véritables attaques d'hystérie avec grands mouvements de translation, perte de connaissance passagère,
insensibilité, etc... Vers la fin de l'attaque, on observe
des efforts de vomissement qui se terminent par l'expulsion par la bouche d'un liquide sanguinolent, peu
abondant, puis la connaissance revient, et si la malade
est tombée dans la salle, elle se relève aussitôt et re-
gagne son lit. Elle présente d'ailleurs d'autres symptômes nerveux : clou hystérique, ovaralgie droite
très prononcée, léger degré d'hémi-anasthésie
droite.

La malade a été soumise sans succès à la médica-
tion par le bromure de potassium. On lui a également
prescrit pendant quelques jours un lavement fétide
suivant la formule de M. Guéneau de Mussy :

Infusion de racine de valériane. . 100 grammes.
Assa fœtida . . . . 3 »
Musc . . . . 1 »
Camphre. 0,50
Mucilage de gomme . . . . . 9,5.

On n'en a retiré aucun profit appréciable.

Depuis quelque jours, la malade prend journelle-
ment par la bouche 20 à 30 gouttes de teinture de va-

lériane. Les attaques sont moins fréquentes et moins
longues. La fièvre a diminué, la santé générale est
bonne.

Obs. XIII. — Hématémèses précédant les règles à deux
reprises différentes (1).

Cécile H... entrée à la Salpêtriére, le 11 mai 1860
est âgée actuellement de 21 ans. Le certificat d'entrée
est ainsi conçu : « fièvre typhoïde à l'âge de 6 ans, depuis lors, faiblesse d'intelligence, agitation, hystérie
actes délirants. » Les renseignements que l'on a pu
recueillir ont appris que la fièvre typhoïde avait éte
compliquée d'accidents cérébraux très graves et d'une
hémiplégie à droite, et qu'elle a été reglée à 16 ans.
Toutefois par suite d'imprudence, la menstruation
aurait été irrégulière.

1865. — La malade au premier abord semble intel-·
ligente, mais en réalité ses facultés intellectuelles sont
très affaiblies ; elle ne sait, ni lire, ni écrire, ni tra-
vailler, elle n'a pu rien apprendre depuis sa fièvre
typhoïde. Attaques d'hystérie tous les trois ou quatre
mois.

1866. — 29 avril. Hier, sans cause appréciable,
vomissements de sang, précédés de nausées, de tension douloureuse à l'épigastre, sans quintes de toux.
Il n'y a d'ailleurs aucun signe d'affection pulmonaire.

Le 26. — Les règles apparues hier 25, c'est-à-dire

(1) Ferran. Thèse 1847, p. 25

le lendemain de l'hématémèse, ne coulent pas. Ce matin la malade a encore vomi un verre de sang. Anorexie, langue saburrale, tension douloureuse à l'épigastre. Constipation, sueurs froides ; sinapismes sur les cuisses, limonade sulfurique, potion au perchlorure de fer ; lavement laxatif.

Du 27 au 30 avril, persistance des symptômes d'embarras gastrique, pas d'hématémèse.

1er mai. — La malade a rendu environ un demi-crachoir de sang noir, liquide, à la suite des nausées.

Le 8. — Même sensibilité à l'épigastre. Points névralgiques au-dessous du sein gauche et au voisinage du rachis : constipation, lavements, pas de sang dans les gardes-robes ; à partir dn 9 mai, amélioration.

Le 14. — Attaque d'hystérie qui a duré une demi-heure.

16 juin. — Elle a vomi un peu de sang ; apparition des règles le 17 au soir.

Le 18. — Les règles coulent bien, pas d'accidents.

Obs. XIV (1).

Marie B..., de Strasbourg, est une fille de 24 ans employée à la Manufacture des tabacs. Elle entre le 20 novembre 1865 à la Clinique médicale, salle 48, n° 19. Constitution moyenne, température 37,5. Réglée pour la première fois à l'âge de 17 ans ; menstruations irrégulières et douloureuses depuis quatre ans.

(1) Ramonet. Thèse de Strasbourg, 1867.

Le 19 au matin, la malade est tombée sans connaissance, après avoir éprouvé une douleur vive à l'épigastre, une sensation de boule et de constriction à la
gorge.

Etat actuel. — Ventre douloureux à la pression,
augmentant pendant les attaques qui surviennent en
moyenne une fois par jour : hyperalgésie du bras et
de la jambe gauche. Douleur et tuméfaction des articulations de l'épaule, du coude et du poignet gauche,
sans changement de couleur à la peau. Céphalalgie
occipitale intense (*clou hystérique*) ; œdème de la
jambe droite qui est aussi hyperesthésiée : violente
rachialgie, sensibilité très grande de la région ovarique, la pression exercée sur cette région provoque
des attaques d'hystérie, coliques fréquentes, miction
douloureuse, dyspnée, palpitations de cœur dans l'intervalle des accès ; vomissements incoercibles, constipation opiniâtre.

Traitement. — Frictions à l'huile chloroformique
sur l'abdomen, trois fois par jour ; lavements chloro-
formés ; infusion de valériane et bromure de potassium, 1 gramme à l'intérieur ; vésicatoires volants sur
les articulations malades, à l'épigastre et sur la région
ovarique. Limonade gazeuse pour boisson.

Deux jours après, la miction devient impossible : on
sonde la malade deux fois par jour.

Les attaques se répétent pendant dix jours : tous les
symptômes énumérés plus haut disparaissent au bout
de vingt-deux jours, sauf le ballonnement et l'hypé-

resthésïe du ventre qui persistent encore aujourd'hui (un an après) dans toute leur intensité.

Les règles se sont supprimées depuis la première attaque: la malade a vomi et craché du sang à plusieurs reprises; leucorrhée habituelle, épistaxis fréquentes.

Obs. XV (1).

Une jeune fille sujette à de fréquentes épistaxis, bien portante d'ailleurs, fut effrayée au moment de ses règles; une heure après, elle vomissait du sang. Pendant son séjour à l'hôpital, on put constater, à diverses reprises, l'influence des émotions morales sur l'apparition de l'hémorrhagie. Le plus léger reproche adressé par les sœurs, le moindre retard dans la correspondance qu'elle. entretenait en ville, avaient à cet égard un merveilleux retentissement sur son estomac. Mal adressée à Paris, cette femme avait de bonne heure laissé prendre à ses penchants une direction vicieuse, et peu à peu le besoin d'une imagination exaltée, avait pris la place des habitudes ordinaires aux personnes de sa classe. Au lieu des travaux et des peines de corps que sa forte constitution eût si bien supportés, l'oisiveté d'abord, et ensuite d'autres dérangements la perdirent. Ses principales occupations consistaient en affaires de sentiment, en liaisons romanesques, dégénérant souvent en peines de cœur,

(1) Ferran. Thèse, 1874, page 30.

auxquelles sa santé ne résistait pas. Aussi apprîmes-
nous par les autres malades que le plus souvent ce
délire, l'état comateux dans lequel elle était quelquefois plongée, les hémorrhagies ne provenaient pas
d'autre chose que d'une parole un peu rude, d'un
oubli ou d'un manque d'égards échappés la veille à un
visiteur du dehors. Jamais on ne constata de lésions
graves et les médications les plus énergiques restèrent
sans succès. L'hémorrhagie terminée, l'appétit lui re-
venait et elle mangeait comme de coutume, maigris-
sait fort peu, malgré les pertes de sang qu'elle faisait
soit par l'hématémèse, soit par la lancette et les sangsues. A la fin, elle sortit, ayant lassé la curiosité des
élèves et épuisé la matière médicale et toute la pharmacie de l'hôpital.

Obs. XVI (1).

La nommée Rig... (Françoise), âgée de 24 ans,
née dans le Pas-de-Calais, entre le 9 avril 1874 à
l'hôpital Lariboisière, dans le service de M. le Dr Til-
laux, et est couchée au n° 14, salle Sainte-Jeanne.

C'est une jeune fille de taille moyenne, à systême
musculaire peu développé et d'un tempérament lym-
phatique et nerveux.

Sa mère, dit-elle, bien portante, n'a jamais présenté de maladies nerveuses ; son père est mort d'un
accident ; son frère est de nature très irritable ; enfin

(1) Ferran. Thèse, 1874.

sa sœur serait sujette à de fréquentes attaques de nerfs avec perte de connaissance. Elle-même a eu, à l'âge de 8 ans, la petite vérole et une récidive de la même maladie à 14 ans ; dans sa première enfance, elle perdait aussi connaissance assez souvent.

Menstruée à 11 ans, l'écoulement se fit normalement pendant toute une année et durait en moyenne chaque mois sept ou huit jours. A la suite d'une vive frayeur, le sang se serait arrêté ; elle fut prise pour la première fois de vomissements alimentaires et fut atteinte trois mois d'une toux opiniâtre.

Elle n'a plus été réglée depuis cette époque ; il y a trois ans, la menstruation se reproduisit pendant huit jours, mais elle fut accompagnée de douleurs abdominales qui l'obligèrent à s'aliter.

L'année suivante, douleurs à la région fessière (sciatique double ?) qui la retinrent un mois couchée et disparurent ensuite.

De 14 à 19 ans, santé délicate et différents troubles nerveux, tels que : vapeurs, étourdissements, bourdonnements, etc., etc.

A 19 ans, elle fut prise de fourmillements dans les deux jambes et à la plante des pieds, ce qui lui rendit la marche pénible avec sentiment de mollesse du sol. A la suite de douleurs très vives dans le genou et dans l'articulation tibio-tarsienne, elle tomba paralysée des deux membres inférieurs avec rétention d'urine ; le bras droit prit part à cette paralysie. Application de vésicatoires et de moxas à la région lombaire.

Au début de tous ces accidents, les vomissements alimentaires furent très fréquents.

Au bout d'une année la santé était revenue.

1872. Ecoulement blanc, digestions pénibles, estomac douloureux, faiblesse générale avec amaigrissement progressif.

Le 1er mai, à la suite d'un panaris, phlegmon diffus de la main et de l'avant-bras droit pour lequel on fit de nombreuses incisions.

1873. Dans le courant de décembre de cette année, un dimanche, après avoir bien dîné et bien dansé, sans cause connue, elle fut tout d'un coup saisie de violentes douleurs gastriques avec resserrement de la poitrine et, après de pénibles efforts, vomit une assez grande quantité de caillots sanguins (1 litre environ, dit-elle).

Grand malaise pendant huit jours.

Quinze jours plus tard, second vomissement de sang, moins abondant que le premier, il est vrai, mais accompagné de violentes douleurs à l'épigastre avec ballonnement du ventre.

1874. Au mois de février, troisième hématémèse; les douleurs de l'estomac l'avaient précédée de trois jours.

La quantité de caillots sanguins vomis avait été presque aussi considérable que la première fois;

aussi la malade resta-t-elle couchée trois semaines.

Le 9 avril, elle entra à l'hôpital pour le traitement de chéloïdes qui s'étaient élevées sur les cicatrices dont nous avons parlé plus haut.

Le 16 avril, le 29 avril et le 2 mai, des vomissements de sang se produisirent. La quantité à chaque fois n'a pas dépassé deux à trois verres; le sang était épais, noirâtre et nullement mêlé à des matières alimentaires.

Dans la semaine qui suivit la dernière hématémèse, on remarqua une exhalation sanguine qui se faisait des différentes parties de la muqueuse buccale; après un examen des plus attentifs, on ne trouvait sur cette muqueuse aucune trace d'érosions ni d'ulcérations.

Etat actuel. — Motilité. — La motilité est normale aux deux membres supérieurs ; il n'en est pas de même des membres inférieurs. On y remarque une douloureuse contracture du genou droit qui porte le talon du pied sur la cuisse gauche ; de là, nécessité d'appliquer le membre droit dans une gouttière pour le maintenir dans l'extension.

Sensibilité. — Le bras droit ainsi que l'épaule sont anesthésiés dans leur totalité (à part l'étendue occupée par les chéloïdes qui sont douloureuses). La face palmaire ne répond pas aux excitations réflexes; on plonge à volonté des épingles dans la peau de la main, de l'avant-bras, du bras, et de l'épaule; si la malade peut coudre, ce n'est qu'en tenant toujours les yeux fixés sur son aiguille.

Sur la ligne médiane, au front, existe une zone hyperesthésiée s'étendant à droite et à gauche au-dessus des sourcils ; anesthésie incomplète de la moitié droite de la figure ; hyperesthésie, au contraire, de la région temporale et du cuir chevelu, du même côté, ainsi que de la région parotidienne.

Hypéresthésie, surtout marquée au sein droit, de l'aréole et du mamelon ; la zone douloureuse dépasse la ligne médiane vers le côté gauche.

La région ovarienne droite est très-douloureuse à la pression exercée jusqu'au niveau du détroit supérieur ; à gauche, la douleur semble tenir exclusivement à l'hyperesthésie cutanée ; la pointe du crayon, légèrement passée sur la peau, y détermine un senti ment de brûlure fort accusé ; il en est de même sur la face antérieure et supérieure de la cuisse gauche et à la vulve des deux côtés.

Le genou droit est très douloureux et ne peut supporter aucune pression ; mais il n'y a pas de gonflement.

Rachialgie double dans les masses musculaires.

A la mâchoire supérieure droite, il ne reste que la première incisive ; toutes les autres dents ont été extraites pour des névralgies intolérables sans carie.

La vue à droite est obscurcie ; elle ne peut lire de cet œil qui a aussi perdu la sensation des couleurs : le jaune est vu en rouge, le rouge en noir.

L'oreille droite est le siège d'un bourdonnement continuel qui n'existe pas à gauche.

Rien d'anormal à l'auscultation des poumons.

Au cœur, bruit de souffle, doux à la base et au premier temps.

Absence de menstruation, et pas de pertes blanches.

Anoxerie continuelle; douleurs et crampes à la région épigastrique; vomissements, soit avant, soit après les repas.

Constipation très rebelle pendant huit jours.

Urines difficiles. Trois fois depuis son entrée on a dû recourir au cathétérisme.

Le 15 mai, après trois jours de flueurs blanches, après quelques douleurs de ventre et de reins, un commencement de menstruation se déclare; le sang qui était pâle, peu abondant, s'arrêta à minuit.

Le lendemain, l'écoulement utérin reprend jusqu'à une heure, et dans la soirée la malade vomit au milieu de douleurs violentes des matières purement alimentaires. Ces vomissements persistèrent dans la journée du 17.

· Le 19, les douleurs gastriques augmentent d'intensité, et à 5 heures du soir elle est prise d'éblouissements, de vertiges, de bourdonnements dans les oreilles et elle s'évanouit. A 8 heures, après un sentiment de plénitude, de pesanteur, elle vomit deux verres d'un sang rouge et noir, avec des caillots; les douleurs diminuèrent après cette expulsion; mais nouvelle syncope à 11 heures, suivie d'un second vomissement de sang; la malade enfin vomit pour la troisième fois à 3 heures du matin presque autant que les deux fois réunies.

Vomissements alimentaires le lendemain ; le lait et toutes les boissons froides ne peuvent être tolérées.

21 mai. Les vomissements alimentaires ont cédé, ainsi que les douleurs gastriques.

L'anesthésie qui occupait tout le membre supérieur n'est plus bornée qu'à l'avant-bras et à la main.

Le genou droit, de plus en plus douloureux, arrache des cris à la malade ; l'hyperesthésie, à ce niveau, est toute superficielle, et il n'y a aucune trace de gonflement.

Traitement. — Bromure de potassium, injections morphinées hypodermiques, potion éthérées, lavements antispasmodiques, diète lactée.

SYMPTOMATOLOGIE.

De toutes les observations qui précèdent, le caractère principal est un ensemble de phénomènes nerveux, qui sont ceux de l'hystérie classique ; au milieu de ces phénomènes se produit l'hémorrhagie ; rarement celle-ci se montre seule, rarement elle constitue à elle seule un acte isolé. Presque toujours elle est associée à d'autres accidents, et avant tout, *à la douleur* : l'on peut dire que, dans l'hystérie, il n'y a pas d'hémorrhagie sans douleur ; seulement le siège de cette douleur varie relativement à celui de l'hémorrhagie.

Quelquefois l'hémorrhagie et la douleur ont un foyer commun (IV). Le sang se montre au niveau des points les plus douloureux du cuir chevelu, du front, des cuisses, etc.; et le sang ne fait jamais son apparition qu'au moment où les douleurs sont les plus aiguës.

Chez Louise Lateau, il existait au niveau des stigmates une sensation de brûlure bientôt remplacée par des élancements qu'exaspéraient la pression et qui partant des stigmates aboutissaient au cœur.

Il n'en est pas toujours ainsi : l'hémorrhagie peut survenir dans des régions où il ne se manifeste aucune douleur. Chez certaines hystériques qui n'avaient comme symptômes nerveux que de violentes douleurs rénales et ovariennes, il y avait en même temps, soit des hémoptysies, soit des vomissements ou des sueurs de sang, et tout cela sans que la partie qui saignait fût le siège de la moindre souffrance. La malade de Calzerques, par exemple, saignait de la face, du cou, des aisselles, de la poitrine, tandis qu'elle ressentait de violentes douleurs dans la région lombaire ou dans celle des ovaires.

Dans l'observation II, de Hoffmann, l'accès débutait par une sorte de congestion générale : la malade était complètement privée du sentiment et de l'intelligence ; la face était rouge, gonflée ; les mamelles se tuméfiaient énormément, le pouls était plein ; alors survenaient les sueurs de sang.

Il faut du reste distinguer les diverses sensations qu'éprouvent les malades au moment de l'hémorrhagie ; les unes se manifestent sous forme de douleurs violentes, profondes, et s'irradient vers les parties voisines ; les autres se manifestent sous la forme d'un prurit incommode ; dans d'autres cas, c'est une sensation de chaleur, de plénitude, de tension, de battements, etc... Qu'elle ait ou non le même siège que l'hémorrhagie, la douleur est en général le phénomène qui se manifeste le premier ; on le voit augmenter rapidement et l'hémorrhagie marque d'ordinaire son apogée.

Chacun des paroxysmes névralgiques est suivi d'une rémission, d'un calme complet, de telle sorte que l'on pourrait considérer l'hémorrhagie comme une crise de douleur.

La réunion des phénomènes observés chez les hystériques au moment des hémorrhagies est tout à fait comparable à ce que l'on constate dans les cas d'*hémorrhagies consécutives chirurgicales*, si bien décrits par le professeur Verneuil (1). Dans ce cas il survient dans la plaie une sensation de tension, de plénitude, de battements isochrones au pouls : peu à peu se manifeste une douleur plus ou moins intense, quelquefois les accidents se bornent là ; mais souvent aussi il se fait des hémorrhagies par des capillaires ou de petits vaisseaux qui n'avaient pas exigé de ligature au moment de l'opération.

Les choses ne se passent pas toujours de la sorte.

(1) Thèse de Cauchois, Paris, 1872. Névralgies traumatiques précoces (Arch. de méd., 1874).

Quelquefois l'hémorrhagie apparaît comme un phénomène isolé et son début est brusque et soudain. Au
milieu d'une santé relativement bonne, la malade est
surprise, soit par des vomissement de sang, soit des
hémoptysies, soit par des métrorrhagies, cela sans douleur et sans éprouver ces difficultés et ces efforts que
l'on constate chez d'autres malades. On ne rencontre
pas sur l'organe affecté ces constrictions violentes, ces
sentiments de prurit, de plénitude dont j'ai parlé tout
à l'heure.

D'autres phénomènes peuvent précéder l'apparition
de l'hémorrhagie. Les vomissements sanglants sont
souvent précédés de déjections alimentaires ou muqueuses ; les sueurs de sang, par l'apparition d'ampoules plus ou moins volumineuses (voir l'observation
de Louise Lateau). Ces phénomènes durent quelquefois vingt-quatre heures avant l'écoulement du sang,

Les réapparitions des hémorrhagies sont plus ou
moins éloignées. Presque toujours irrégulières comme
le retour de tant d'autres symptômes nerveux, elles
affectent dans quelques cas une périodicité très remarquable.

Dans la plupart des cas, les hémorrhagies se manifestent à la fin des attaques d'hystérie. Ce fait infirme
donc l'hypothèse des physiologistes qui comme
M. Brown-Séquard voient le point de départ des hémorrhagies nerveuses dans un spasme vasculaire ; il
est au contraire plus en rapport avec l'idée de paralysie vaso-motrice invoquée par M. Vulpian. S'il

s'agissait en effet de spasmes vasculaires, les hémorrhagies devraient coïncider avec le moment de
l'attaque où l'excitation du bulbe et de la moelle est
à son maximum. Comme elles se produisent à la fin
des attaques, il est plus légitime de la rapporter à une
paralysie survenant à la période de réaction, moment
où, à la suite d'une excitation plus ou moins intense
et prolongée, il y a affaiblissement du pouvoir excito-
moteur de la moelle.

La durée des hémorrhagies varie beaucoup. Elle
peut être de quelques secondes, de quelques heures,
voire même de quelques jours, mais alors il y a une
série d'exacerbations et de répits. Elles se terminent
en général d'une manière spontanée, rarement elles
cèdent aux indications dirigées contre elles.

La quantité de sang expulsée est plus ou moins considérable ; elle dépend le plus souvent des organes
qui sont le siège de l'hémorrhagie ; quand celle-ci se
manifeste sous forme de vomissements sanguins ou
de métrorrhagies, la quantité varie entre quelques
cuillerées et plusieurs verres.

Dans ces cas le sang n'offre pas toujours la même
couleur. Quelquefois il est noir, pris en caillots assez
fermes et volumineux; d'autres fois il est rouge, rutilant et présente tous les caractères du sang artériel.
Quand l'hémorrhagie se manifeste sous forme de
sueur de sang, la quantité de sang perdu est insigni-
fiante ; malgré cela on a dit que la mort pouvait être
la conséquence de l'hématidrose.

Florentinus Laudanus rapporte que dans une ville prise d'assaut une religieuse, étant tombée au pouvoir d'une troupe de soldats effrénés, éprouva une si grande frayeur qu'elle mourut en leur présence d'une sueur du sang (1).

Mais M. Parrot se demande si c'est bien par le seul fait de l'hémorrhagie que cette pieuse victime a succombé ; il attribue plutôt la mort à une sorte de commotion nerveuse foudroyante et ne voit dans la sueur de sang que l'un des symptômes de cette commotion.

D'ailleurs, on verra plus loin dans le chapitre du pronostic de l'hémorrhagie hystérique que cette affection est plus effrayante que dangereuse, et nos observations confirment cette manière de voir.

L'histoire de Louise Lateau, qui a tant ému le monde clérical et médical il y a quelques années, est un exemple remarquable d'hémorrhagies hystériques cutanées.

Nous ne voulons pas rouvrir cette polémique, mais seulement rapporter, d'après M. Bourneville, les phénomènes hémorrhagiques qui ont caractérisé l'affection de la stigmatisée belge (2).

« Dès le mardi, Louise commence à éprouver à l'endroit des stigmates un sentiment de brûlure qui persiste le mercredi et le jeudi. Ce jour là, dans la soirée, la malade ressent des douleurs de tête ; la peau est

(1) Parrot. Des sueurs de sang.
(2) Louise Lateau, ou la stigmatisée belge, par Bourneville, 2e édit., p. 9.

chaude, sèche, le pouls est large, impétueux, accé-
léré ; en somme, elle offre, au dire de M. Warlomont,
l'état d'une personne en proie à un molimen hémorrhagique. Ces phénomènes s'exaspèrent. Puis apparaissent des ampoules qui prennent naissance sur les
stigmates tuméfiés au moins à la surface des mains.
Cette ampoule s'élève peu à peu ; lorsqu'elle est
arrivée à son complet développement elle forme à la
surface de la peau une saillie arrondie dont la base a
les mêmes dimensions que la surface rosée sur laquelle
elle repose. Cette ampoule est remplie de sérosité lim-
pide. Cependant il n'est pas rare qu'elle prenne une
teinte d'un rouge plus ou moins foncé à la paume
des mains et à la plante des pieds. La zone de peau
qui entoure l'ampoule n'est le siège d'aucune turges-
cence ni d'aucune rubéfaction.

Quelquefois l'écoulement de sang se montre dès
le mercredi, mais le plus souvent il a lieu dans la nuit
du jeudi au vendredi, presque toujours entre minuit
et 1 heure. En général, il commencerait par le côté.
L'ampoule crève, l'ampoule est longitudinale, trian-
gulaire ou en croix. L'ampoule vidée, le sang s'é-
chappe.

A l'origine, l'abondance et la durée de l'écoulement
du sang étaient plus considérables. Il persistait souvent vingt-quatre heures. Quelquefois, mais rarement, le sang tarissait et séchait vers 11 heures du
matin. Maintenant, le saignement des pieds diminue
à 6 heures du matin, le vendredi ; celui du front ou

de la tête commence à décroître vers 10 ou 11 heures ; les mains saignent peu pendant toute l'extase ou après.

La quantité de sang rendue est très variable ; elle n'a jamais été évaluée exactement. Elle serait d'environ 250 grammes.

Le sang, d'après plusieurs examens microscopiques, est normal quant à ses éléments morphologiques, mais il offre une abondance de globules blancs plus grande qu'à l'état normal (1/200) et une proportion notablement plus élevée de sérum, ce qui est en rapport avec la chloro-anémie de la malade.

Un mot sur chacun des stigmates. Le foyer hémorrhagique du côté gauche est peu connu. Tout ce que l'on peut déduire de quelques examens, très rapides, c'est que l'hémorrhagie se fait au niveau de l'espace compris entre la cinquième et la sixième côte, un peu au-dessous du milieu du sein gauche, que le sang sort par trois petits points à peine perceptibles, et que la peau est normale. Enfin, dans cette région, l'écoulement s'effectuerait souvent sans ampoule préalable.

Au centre des faces palmaire et dorsale de chaque main existe une surface ovulaire légèrement rosée dans l'intervalle des accès, et sur laquelle se développe l'ampoule ; puis l'hémorrhagie semble s'opérer par des plaies comparables à des crevasses. A la face dorsale, il existe des nodosités dures au toucher, ressemblent à des bourgeons charnus.

Aux pieds les stigmates siègent entre le troisième

et le quatrième métatarsien. De même que pour les mains, la surface saignante de la face plantaire et de la face dorsale se correspondent.

Au front, pas d'ampoule ; aucun changement de couleur à la peau. On voit sourdre le sang par 12 ou 15 points disposés circulairement sur le front. Un bandeau large de deux travers de doigt, couronnant la tête en passant par le milieu du front, à égale distance des sourcils et de la racine des cheveux, couvrirait toute la zone sanglante. Cette zone est turgescente, douloureuse spontanément et à la pression. Tandis que M. Lefèvre déclare que, à la loupe, le sang filtre à travers de petites éraillures irrégulières de l'épiderme, M. Warlomont, s'aidant du même moyen, assure qu'on ne trouve ni érosions, ni éraillures. M. Imbert-Goubeyre n'aurait pas vu non plus d'éraillures ; mais, à une de ses visites, il aurait remarqué de petites surfaces triangulaires de 1 millimètre de côté, rouges et disparaissant par la pression, pour se reproduire dès que cette manœuvre avait cessé

Ce n'est pas seulement du front que suinte le sang ; le cuir chevelu lui-même est le siège d'une hémorrhagie. Là, sous les cheveux qui sont imprégnés de sang, il est difficile d'étudier l'état de la peau. Dans les premiers temps, la couronne sanglante du front et de la tête n'apparaissait qu'exceptionnellement. Plus tard, elle est devenue plus régulière, la fonction morbide ayant pour ainsi dire acquis dans cette région, comme ailleurs droit de domicile.

Mora.   4

Enfin, sur l'épaule droite on observe les particula-
rités suivantes : l'épiderme est détaché sur 4 centimètres carrés ; il y a une plaie vive, laissant
sourdre de larges gouttes de sérosité transparente à
peine teintée de sang, analogie parfaite, d'après
M. Warloment, avec celle qu'aurait produite un vési-
catoire ammoniacal. A la loupe, on reconnaît à cet endroit des arborisations vasculaires bien caractérisées.

On voit déjà, par ce qui précède, combien l'hémorrhagie présente de variabilité.

Les ampoules, toujours absentes au front et à la
tête, rares au côté, manquent parfois aux mains et
aux pieds. Les diverses hémorrhagies ne se succèdent
pas dans un ordre constant. La quantité de sang qui
s'écoule, la durée de l'hémorrhagie ne sont pas les
mêmes. Bien plus, les foyers ne donnent pas toujours
du sang tous les vendredis.

Les auteurs qui ont décrit la maladie de Louise
Lateau ne s'accordent pas sur les phénomènes consé-
cutifs aux hémorrhagies.

« Le samedi, dit Lefèvre, les stigmates sont seuls
un peu luisants ; par-ci, par-là, on voit quelques
écailles de sang desséché qui se détachent bientôt.
Nulle apparence de suppuration. A aucune époque on
ne trouve à la surface des mains et des pieds ces cicatrices triangulaires, blanchâtres, indélébiles, qui succèdent toujours à la piqûre des sangsues. »

« Dès le samedi, rapporte M. Imbert-Goubeyre, les
stigmates de la veille se flétrissent, se dessèchent peu

a peu ; les trois jours suivants il ne reste plus que des taches. Plus tard, parlant des stigmates dorsaux de la main, le même auteur raconte « qu'on voyait au milieu comme une petite croûte de cicatrices. Cela ressemblait assez à la trace d'un furoncle. »

« On nous avait dit, écrit M. Warlomont, que dès le samedi les diverses plaies étaient cicatrisées. Ce que nous avons vu ne concorde pas avec cette assertion. Le dimanche, les crevasses palmaires ont encore leurs bords écartés, et il faudra, pour sûr, vingt-quatre heures encore avant qu'ils soient réunis. Celles de la face dorsale, plus larges, sont recouvertes d'une croûte brunâtre qui persiste toute la semaine. Examiné à la loupe, leur fond, constitué d'une foule d'élevures acuminées et rouges, repose sur une nodosité dure, mobile, sans aucune adhérence sous-cutanée. La serre-t-on légèrement entre les doigts, on voit sourdre de la surface dénudée des gouttelettes de sérosité. Il semble que d'un rien on la ferait saigner. »

Quant aux hémorrhagies supplémentaires, ou règles déviées, voici quel en est le mécanisme :

La souffrance qui résulte de l'arrêt de la fonction menstruelle sous diverses influences se transmet à d'autres parties vaso-motrices semblables ; de là, des congestions plus ou moins étendues qui se produisent : congestion de la face, troubles visuels, céphalalgie, éruptions vésiculaires, etc., lesquels ne cessent qu'après une épistaxis, une gastrorrhagie, une sueur de sang.

Dans un article récent sur le sujet, M. Rathery pense qu'on a tort d'attribuer une influence trop grande aux troubles de la menstruation sur la production des hémorrhagies chez les hystériques (1). D'après lui, il faudrait faire trois groupes de ces hémorrhagies.

Dans le premier, il range les véritables ménorrhagies supplémentaires, vicariantes, et qui sont fréquentes chez les hystériques. L'hémorrhagie menstruelle, au lieu d'avoir lieu par les parties génitales, s'effectue par une autre voie : estomac, bronches, narines, etc.

Dans le second se trouvent les hémorrhagies qui se produisent au moment des règles, celles-ci coulant normalement. Il les appelle *cataméniales*. Elles coïncident avec les règles, mais ne les remplacent nullement.

Si dans le premier cas on a pu invoquer une sorte de fluxion compensatrice pour expliquer la production de l'hémorrhagie, il n'en saurait être de même dans le second. Il faut alors faire entrer l'influence nerveuse en ligne de compte.

Enfin, viennent dans un troisième groupe les hémorrhagies indépendantes de la menstruation, et qui, d'après Bernutz, sont le résultat de la perturbation imprimée par l'hystérie à l'hématopoièse, et doivent être regardées comme le fait d'un trouble

(1) Union médicale, 23 mars 1880, p. 453.

analogue à celui que cette névrose peut susciter dans toutes les fonctions de l'économie.

L'influence des vaso-moteurs sur les phénomènes hémorrhagiques paraît être mise hors de doute par ce qui se passe du côté de la peau.

En effet, on observe là tous les degrés de la paralysie vaso-motrice, depuis la congestion simple jusqu'à l'ecchymose.

Chez une malade, à la suite d'une série d'accès qui amenèrent une contracture du membre supérieur droit, on observa de la congestion de la face par plaques, remplacées bientôt par de la pâleur. Ces phénomènes, accompagnés de tressaillements, se sont présentés à diverses reprises (Thèse de Martin Auguste, Paris, 1876, p. 11).

Chez une autre, après un accès hystéro-épileptique, la moitié inférieure de la face était d'une pâleur verdâtre, tandis que le pourtour des yeux et le front étaient rouges et congestionnés (id.).

Chez une troisième on observe, dans l'intervalle des accès, l'apparition de taches rouges, irrégulières, disséminées sur la face, les bras, le cou ; elles durent une demi-heure et disparaissent graduellement (id.).

Une malade du service de M. Broca présente des troubles congestifs encore plus remarquables. Elle est affectée d'hémianesthésie gauche, avec une amaurose double ayant débuté par le côté gauche également. Tous les 8 ou 15 jours elle est prise de douleurs violentes au pourtour de l'orbite, douleurs qui s'accom-

pagnent bientôt d'une rougeur appréciable du côté
correspondant de la face ; cette partie devient chaude,
la malade y sent le battement de ses artères. La douleur, d'abord superficielle, devient plus profonde ; il
semble à la malade que sa tête va éclater. Durant
cette poussée congestive, l'œil présente tous les troubles qui ont été notés dans le glaucome. Il devient
douloureux et dur à la pression. La conjonctive est
fortement hyperémiée, la tension oculaire est augmentée, l'œil est poussé en avant, et il semble à la
malade qu'il va sortir de l'orbite. La peau de la face
du côté malade qui présente une rougeur uniforme,
offre cependant en certains points une hyperémie plus
considérable, accompagnée d'un certain épaississe-
ment de la peau ; des papules se forment sur ces îlots
d'hyperémie et ne tardent pas à devenir de petites
vésicules remplies d'un liquide citrin. Un point im-
portant à signaler, c'est la limitation des désordres à
un seul côté. Quand ils envahissent le côté opposé, ce
n'est que successivement. Au bout d'une huitaine de
jours les choses rentrent dans l'ordre. La tension
oculaire diminue en même temps que les douleurs ;
l'éruption disparaît, et la malade reste tranquille pendant une période de une à deux semaines (id., p. 13).

A un degré plus élevé nous arrivons aux œdèmes
qui sont fréquents chez les hystériques, et qu'on peut
attribuer avec M. Vulpian aux troubles fonctionnels
de l'appareil vaso-moteur. Tels sont les cas rapportés
par Sydenham, Brodie, Leuyer, Villermé, etc.

Certaines éruptions cutanées, dont Martin a recueilli des exemples, appartiendraient à des phénomènes du même ordre, mais leur constatation est difficile, et dans la plupart des cas elles succèdent à des névralgies, ce qui les fait entrer dans une autre catégorie, celle des éruptions consécutives à des altérations nerveuses, comme le zona.

Les ecchymoses, quoique rares également, ont été mieux constatées.

Dans l'observation de Magnus Huss, lorsque les attaques avaient une grande intensité, on voyait apparaître sur toute la moitié gauche du corps, au tronc et surtout autour de l'épaule, des ecchymoses et des sugillations plus ou moins grandes. Elles étaient au commencement d'un rouge clair, irrégulières et d'une étendue de 4 à 6 cent. de diamètre.

M. Lordat (Traité des hémorrhagies, Paris, 1808) rapporte qu'une femme de mauvaise vie, très irascible, ayant été prise par la police, entra dans une colère affreuse. Elle eut une hémorrhagie par le nez et la bouche, et une éruption de taches pourprées d'un pouce de diamètre couvrit tout son corps.

Les éruptions de purpura paraissent avoir une gravité très grande dans ces cas, puisque Bernutz signale deux cas de mort par le fait d'un purpura hemorrhagica cachectique, baptisé du nom de scorbut dans les faits de Jacques et de Georget (art. HYSTÉRIE du *Dict. de Jaccoud*, p. 272).

Les sueurs de sang s'accompagnent d'ordinaire

d'une injection du système capillaire dans la partie
qui est le siège de cette hémorrhagie ; la peau était
d'un rose vif et couverte d'arborisations vasculaires
dans le cas rapporté par Chauffard. La malade de Van
Swieten (obs. III) présentait d'abord sur la peau des
pustules qui s'ouvraient, puis le sang en jaillissait. Il
en était de même de Louise Lateau dans celle de
M. A. (obs. X)

Tous ces phénomènes sont donc analogues à ceux
que l'on observe à la suite de la section du grand
sympathique cervical, et jusqu'à plus ample informé
on est autorisé à les rapporter à des troubles de l'innervation des vaisseaux.

Mais dans les cas où les hémorrhagies succèdent à
des ulcères simples chez les hystériques, faut-il aussi
admettre comme cause prédisposante des altérations
des vaso-moteurs ? Des faits récents, dans lesquels on
a étudié les lésions des nerfs dans certaines affections
cutanées (pemphigus, psoriasis, eczéma), ont démontré
l'existence d'altération des nerfs du derme dans ces
cas. On pourrait donc supposer que dans les cas où
les hémorrhagies cutanées (hématidrose) débutent par
des ampoules qui se crèvent, il existe préalablement
une altération des filets nerveux de la région. Peut-
être aussi, par analogie, les hémorrhagies stomacales
sont-elles précédées de l'apparition, sur la muqueuse
de l'estomac, d'ampoules qui deviennent le point de
départ d'ulcérations rebelles sous l'influence du con-
tact du suc gastrique avec le derme muqueux dépouillé

de son épithélium. Nous n'insistons pas sur cette hypothèse, qui manque de la sanction de l'expérience, mais qui, par analogie avec ce qui se passe du côté de la peau, nous parait très soutenable.

DIAGNOSTIC DIFFÉRENTIEL.

La rareté des hémorrhagies chez les hystériques rend le diagnostic de la cause de ce phénomène très obscur. Aussi a-t-on cherché, dans la plupart des travaux sur ce sujet, à les distinguer d'affections qui n'ont que peu de rapports parfois avec l'hystérie.

C'est surtout pour la cause des vomissements sanglants que la confusion aurait été facile. On a aussi cherché à distinguer l'hématémèse de l'hémoptysie, et l'hémoptysie des hystériques de celle des tuberculeux. Enfin les hémorrhagies sous-cutanées ont fait aussi l'objet d'une étude diagnostique quoique peu étendue. Nous examinerons donc tous ces cas divers.

Avant tout, nous devons rappeler que les hémorrhagies hystériques, malgré leur abondance parfois très grande, n'influe que très peu sur l'état général de la malade. Ce point est d'une grande importance dans le diagnostic étiologique, car il n'y a guère que dans l'hystérie que les hématémèses affaiblissent si peu ceux qui en sont atteints.

Ataxie locomotrice. — De tous les symptômes vis-

céraux qui peuvent se montrer dès la période des douleurs fulgurantes (1), un des plus remarquables à la
fois et des moins connus, il y a quelques années, est
celui des crises gastriques.

Tout à coup, le plus souvent à l'époque même ou
règne une crise de douleurs fulgurantes occupant les
membres, les malades se plaignent de douleurs qui par-
tent des aines, semblent remonter de chaque côté de
l'abdomen pour venir se fixer à la région épigastrique ;
simultanément, les malades accusent des douleurs entre
les deux épaules, lesquelles s'irradient autour de la base
du tronc sous forme de fulgurations. Des vomissements
presque incessants et extrêmement pénibles s'asso-
cient aux crises gastriques. Les aliments sont d'abord
rejetés, puis c'est un liquide muqueux, incolore, parfois mêlé de bile ou teinté de sang. Un malaise pro-
fond, des vertiges se surajoutent aux vomissements
et à la névralgie cardiaque. Enfin l'incoordination
motrice peut faire défaut encore, mais les crises
gastriques, les douleurs fulgurantes, développées
spontanément en dehors des autres phénomènes qui
caractérisent l'ataxie, revêtent un cachet presque spéci-
fique qui fera reconnaître cette sclérose pour ce qu'elle
est, et ne permettra pas de la confondre avec des accidents hystériques.

Scorbut. — Les maladies scorbutiques sont carac-

(1) Charcot. Leçons sur le système nerveux, 1873, 2e série
1er fascicule, p. 34.

térisées par une grande faiblesse musculaire, par des ecchymoses, des pétéchies, des infiltrations sanguines, par des hémorrhagies diverses, en un mot par des troubles que l'on peut remarquer dans la forme hémorrhagique de l'hystérie.

Ces troubles surviennent lentement, peu à peu et sont dus à des causes particulières : ce sont toutes les influences débilitantes qui peuvent agir sur l'économie, telles qu'une constitution molle ou affaiblie par des maladies antérieures, un air froid, humide, vicié, renfermé, une mauvaise nourriture. L'affection hystérique, au contraire, survient le plus souvent chez des sujets pleins de santé et habitués à mener une vie facile.

En outre, dans les maladies scorbutiques, tout dénote une altération grave et spéciale du sang, dépendant de l'action des causes débilitantes. Ce sang altéré, altère à son tour tous les solides qu'il nourrit : de là, faiblesse considérable de ces tissus, muqueuses boursouflées, bleuâtres, saignantes ; de là, ecchymoses livides sur la peau et grande tendance aux hémorrhagies. Parmi tous ces symptômes, on a remarqué l'absence de tout les caractères nerveux pathognomoniques de l'hystérie ; de plus, la durée du scorbut est ordinairement longue, se prolonge plusieurs mois. Si la guérison doit avoir lieu, la convalescence est longue, longtemps accompagnée de faiblesse, de pâleur, de douleurs musculaires et articulaires. Dans l'hystérie, au contraire, les attaques, accompagnées d'hémorrhagies ou non, sont de courte durée et ne laissent pas de traces dans leurs intervalles.

Purpura. — *Le purpura hémorrhagique* peut aussi être confondu avec l'hystérie hémorrhagique. C'est une maladie scorbutique caractérisée par l'apparition à la peau de pétéchies rouges ou violacées, d'ecchymoses souvent accompagnées d'hémorrhagies plus ou moins graves. Mais cette maladie affecte aussi bien *les enfants* que les femmes. En outre, le purpura est le plus souvent précédé de lassitudes, de malaises, d'anorexie, de nausées, etc.; les pétéchies sont très larges, nombreuses, livides ; il se forme des bosses sanguines jusque sous le cuir chevelu, la peau laisse suinter le sang quand il y a quelque solution de continuité ; souvent, le purpura est accompagné de fièvre, soit légère, soit intense avec agitation, délire, langue sèche, fuligineuse, quelquefois même prostration et symptômes typhoïdes. Rien de tout cela dans l'hystérie hémorrhagique.

Cependant il est bon de rappeler que Bernutz à signalé deux cas d'hémorrhagies cachectiques, dues probablement au purpura, et qui ont été attribuées à une forme grave de l'hystérie.

Hémophilie. — Cette maladie, rare en France, n'a guère été observée jusqu'ici qu'en Allemagne, en

Amérique et en Angleterre. Elle atteint aussi bien les femmes que les hommes, mais plutôt ceux-ci, et surtout dans le jeune âge ; elle est souvent héréditaire.

Les individus atteints de cette affection sont sujets à des infiltrations sanguines et à des hémorrhagies variables qui surviennent soit spontanément, soit à la suite d'une légère solution de continuité, comme celle qui résulte de l'avulsion d'une dent, d'une saignée, d'une piqûre de sangsue, etc., etc. Ces hémorrhagies résistent opiniâtrement à tous les traitements et épuisent les malades par leur durée. Leur siège peut varier chez le même malade ; les plus fréquentes ont lieu par le nez, les gencives, le voile du palais, l'urèthre, le canal intestinal, etc.

Ces écoulements opiniâtres durent chaque fois plusieurs heures, et souvent plusieurs jours ; ils produisent toujours un état de faiblesse et d'anémie ; après avoir éprouvé un nombre plus ou moins considérable de ces hémorrhagies les malades finissent par succomber à l'une d'elles qui est plus abondante et plus opiniâtre.

Il est rare que les hémorrhagies se produisent en un seul point chez la même malade.

La malade de M. Parrot, outre l'hématidrose, avait des vomissements de sang ; celle de Van-Swieten, avec l'hématidrose, des épistaxis et des hémoptysies ; on a vu en même temps des vomissements de sang et des hémorrhagies par la muqueuse bucccale (obs. 16). — Des épistaxis, des hémoptysies, hématémèses, congestions cutanées (obs. IX). — Des hématémèses, des ecchymoses et des sugillations (obs. X). — Des hémoptysies, des vomissements sanglants, des épistaxis (obs. XIV), etc.

De même les sueurs de sang se font par plusieurs régions sur la même malade : la face dorsale des pieds et des mains, le front, le côté, l'épaule droite (Louíse Lateau). — Par les mains, les doigts, la face antérieure du cou, les bras, le mollet, la bouche (obs. VIII). — La jambe, le bras, le pouce, l'aile du nez, le nombril, l'aisselle, le sein, la muqueuse du nez et de l'estomac (obs. XI). — Par d'anciennes cicatrices (obs. IV).

Il est donc facile de confondre les hémorrhagies de l'hystérie avec celles de l'hémophilie, à cause de la réunion de phénomènes semblables dans les deux maladies. La confusion a été faite souvent par Magnus Huss, Gintrac, entre autres, qui ont qualifié d'hémophiles des malades que M. Parrot pense être des hystériques. Ce n'est donc guère qu'en présence des attaques caractéristiques de l'hystérie qn'on pourra faire le diagnostic différentiel.

Les rougeurs cutanées que l'on observe parfois par plaques sur la figure, le cou, la poitrine des hystériques, et dont nous avons rapporté plusieurs exemples, ont fait penser à la (présence d'une roséole syphilitique. Le seul caractère différentiel dans ce cas c'est la durée, la permanence de la roséole qui n'apparaît guère qu'une fois, dure plusieurs jours et disparaît peu à peu. Les rougeurs hystériques au contraire apparaissent brusquement, à la suite d'une cause occasionnelle comme une émotion vive, par exemple, durant une ou deux heures, disparaissent, et peuvent reparaître avec une cause analogue à celle qui leur a donné naissance une première fois.

Le diagnostic de l'hématémèse hystérique doit être fait avec l'hémorrhagie qui accompagne l'ulcère simple de l'estomac et le cancer de cet organe.

Nous nous arrêterons peu sur le diagnostic d'avec le cancer, qui est en général facile. Cette affection ne survient guère avant l'âge de 50 ans, ce qui est le contraire en cas d'hémorrhagie hystérique. Chez les cancéreux les troubles de la digestion sont la règle : inappétence, langue saburrale, vomissements alimentaires, alternatives de diarrhée et de constipation, etc.; ils constituent l'exception dans le cas d'hystérie, où l'appétit quoique capricieux est le plus souvent conservé. Dans le cancer le sang n'est presque jamais pur, il est altéré par son séjour dans l'estomac, et donne aux matières vomies une coloration noirâtre, *marc de café*, le sang au contraire est rouge, *rutilant* dans les vomissements hystériques. Enfin la présence d'une tumeur dans la région stomacale lève tous les doutes.

Il n'est pas aussi facile de diagnostiquer les hémorrhagies purement hystériques de celles qui sont liées à l'ulcère simple de l'estomac. La confusion est d'autant plus facile à faire que l'ulcère simple a été observé chez des hystériques. Dans une thèse récente (1876)

M. Périssé a rassemblé sept observations de ce genre.
Dans l'une d'elles l'autopsie a démontré l'existence de
la lésion caractéristique.

L'analogie des phènomènes est des plus grandes dans
les deux affections. La douleur n'est pas moins vive
dans l'une que dans l'autre ; elle offre les mêmes caractères ; dans les deux cas, le point xyphoïdien appa-
rait le premier et est suivi du point rachidien ; la
douleur peut dans le deux cas s'écarter plus ou moins
de ces deux points d'élection. On a dit que dans l'hystérie la douleur épigastrique siégeait dans les muscles ou dans la peau de la région, mais on sait également que dans un très grand nombre de cas d'ulcère
simple il existe là une sensibilité extrême qui ne per-
met pas la plus légère pression, le moindre frottement.

On a voulu s'appuyer pour établir le diagnostic sur
ce fait que dans l'ulcère simple de l'estomac la douleur
est persistante, tandis qu'elle est intermittente dans
l'hystérie ; mais il est des cas de ce dernier genre
dans lesquels la douleur est également continue. Il
n'est pas jusqu'aux vomissements qui se produisent
de la même façon, avant ou après l'ingestion des aliments, avec effort à toute heure de la journée, sans
régularité ; ils sont alimentaires, glaireux ou hémorrhagiques.

Si maintenant nous cherchons des éléments de
diagnostic dans d'autres fonctions, nous ne serons pas
plus heureux.

L'aménorrhée existe dans les deux affections, de même qu'elle peut manquer.

La constipation, le ballonnement du ventre, la distension de l'estomac peuvent s'observer aussi dans les deux cas.

L'état général paraît donner des indications plus précieuses. On est d'accord en effet pour admettre que les personnes atteintes d'ulcère simple de l'estomac, présentent bientôt les symptômes d'une cachexie propre à cette affection, tandis que les hystériques conservent toutes les apparences de la santé. Néanmoins la difficulté persiste par les cas d'ulcère simple chez les hystériques dont les uns ne s'accompagnent pas de troubles de la santé générale, tandis qu'on a constaté chez d'autres une émaciation considérable. Faut-il, se demande M. Périssé, accorder une certaine immunité aux hystériques atteintes d'ulcère?

Le traitement des deux affections ne nous donne pas plus la solution de ce problème difficile. En effet, le régime lacté est le mieux supporté par les malades des deux catégories et forme à lui seul tout le traitement.

L'élément qui, avec l'état général, peut servir le mieux à diagnostiquer les hématémèses hystériques de celles qui accompagnent l'ulcère simple, c'est l'existence d'accidents liés à la névrose. Mais lorsque les accidents nerveux manquent, ce qui a été observé, les phénomènes stomacaux étant alors la seule manifestation de l'hystérie, on retombe alors dans l'incertitude, peu importante du reste au point de vue pratique, puisque le traitement est le même dans les deux cas.

Le diagnostic entre l'hématémèse et l'hémoptysie semble facile en général. Comme signes de la première nous avons des douleurs gastriques précédant l'hémorrhagie, la présence d'aliments plus ou moins digérés, une sensation de chaleur remontant de l'estomac le long de l'œsophage, et les poumons ne révèlent à l'auscultation aucun phénomène anormal. Le sang lui-même est le plus souvent rouge et en partie coagulé. Dans l'hémoptysie, on trouve antérieurement des troubles des organes respiratoires, la toux précède le rejet du sang, est accompagnée de chaleur derrière le sternum, d'une respiration pénible, et si des nausées, des vomissements interviennent, il n'ont été provoqués que par la toux elle-même. Après l'hémoptysie, on constate à l'auscultation de la poitrine la présence de râles humides dans une étendue plus ou moins grande ; des crachats sanguinolents succèdent à l'hémoptysie, tandis que l'hématémèse est suivie de selles contenant du sang noir.

Mais il n'est pas toujours aussi facile de diagnostiquer la nature de l'hémoptysie.

« L'embarras est plus grand, dit Bernutz, dans certains cas, parce qu'on voit chez un assez grand nombre d'hystériques, survenir, sous l'influence des troubles menstruels auxquels elles sont sujettes, des hémoptysies plus ou moins fréquentes, et qu'on peut, si l'on ausculte les malades dans ces circonstances, trouver dans

les clavicules des râles sous crépitants ou un peu d'obscurité du murmure respiratoire. J'ai insisté sur la
possibilité de cette erreur de diagnostic parce j'ai
longtemps craint de voir devenir tuberculeuses deux
hystériques auxquelles j'ai donné des soins pendant
de longues années, et chez lesquelles mes appréhen-
sions paraissaient d'autant plus fondées qu'il y avait
chez ces deux malades des antécédents héréditaires
qui devaient faire redouter le développement de la
phthisie. L'une de ces malades, qui avait eu de très
fréquentes hémoptysies sous l'influence de la dysmé-
norrhée cruelle, alternant avec des attaques, à laquelle elle a été en proie jusqu'à son mariage assez tar-
dif, a succombé à 40 ans à un cancer du foie ; l'autre,
aujourd'hui à la fin de la période critique, se porte
bien, conservant seulement quelques manifestations
bénignes de son hystérie, en particulier des troubles
gastriques. » (Art. *Hystérie* du Dict. de Jaccoud,
t. XVIII, p. 247.)

ll est bon de signaler cette difficulté, afin qu'on en
tienne compte le cas échéant.

ÉTIOLOGIE ET PATHOGÉNIE.

L'hystérie, comme on l'a vu plus haut, n'est pas li-
mitée dans tel ou tel organe, dans l'utérus, par
exemple, que les anciens appelaient un organe vivant
nclus dans l'organisme de la femme.

Cette maladie frappe la femme dans *toutes* les parties de son système nerveux ; l'appareil de la vie vé-
gétalive (*système du grand sympathique*) n'est pas
plus à l'abri de ses atteintes que l'appareil de la vie de
relation (*centre cérébro-spinal*).

C'est à l'étude des modifications fonctionnelles du
grand sympathique et en particulier à celle de la pa-
thologie des filets nerveux qu'il fournit aux vaisseaux,
sous le nom de *nerfs vaso-moteurs ;* cette étude permettra d'interpréter les troubles pathologiques (*hémorrhagies*) dont ils sont parfois le siège dans l'hystérie.

Les vaso-moteurs sont les filets nerveux qui ani-
ment l'élément musculaire des vaisseaux. Sous l'influence de l'excitation de ces nerfs, les muscles lisses
vasculaires se contractent, le calibre des vaisseaux se
rétrécit : il y a anémie des tissus.

Les mêmes nerfs sont-ils paralysés ? l'aire vasculaire est augmentée, et le sang y arrive en abondance :
d'où production de congestion, de rupture des vaisseaux
capillaires dans la région alimentée par le vaisseau
paralysé.

Cette influence de certains nerfs sur les vaisseaux,
étudiée par Dupuy (d'Alfort), par Brachet, par Henle
et Stilling, n'est bien connue que depuis les travaux
de MM. Schiff, Brown-Séquard et Claude Bernard.

En 1851, Claude Bernard, reprenant les expériences
de Pourfour du Petit, qui n'en avait pas compris la
portée, découvrit que la section du grand sympathique

au cou déterminait une dilatation des vaisseaux de la
moitié correspondante de la tête, une élévation de la
température et un rétrécissement de la pupille.

La galvanisation du nerf coupé produit, au contraire, une anémie des tissus et un abaissement de
température ; en même temps, la pupille se con-
tracte.

C'est sur cette expérience fondamentale qu'a été
érigée la théorie des vaso-moteurs.

L'appareil vaso-moteur intervient certainement
dans toutes les hémorrhagies de nature hystérique,
sans en excepter l'hémorrhagie menstruelle, même
régulière.

« Lorsque la maturation d'une vésicule de Graaf est
« sur le point d'arriver à son terme, l'utérus devient
« le siège d'un travail préparatoire dont la nature est
« loin d'être connue ; l'impression qui en résulte est
« transmise aux centres nerveux et elle suspend l'ac-
« tivité des parties de ces centres qui régissent le
« tonus des vaisseaux ; une congestion se produit
« alors, et les vaisseaux laissent échapper le sérum
« et les globules sanguins en quantité variable (1) ».

Les saignements de nez et les crachats sanglants ne
sont pas rares au moment et même en dehors des attaques ; ces hémorrhagies succèdent à une congestion
portée à l'extrême, laquelle a déterminé soit la diapé-

(1) Vulpian.

dèse des globules rouges, soit la rupture des vaisseaux capillaires. Elles s'accompagnent souvent d'hyperémie de la face, et chez plusieurs malades des observations contenues dans ce travail, on voit une épistaxis et des crachats sanglants succéder à l'apparition d'une sueur de sang.

Bien que l'aménorrhée soit fréquente chez les hystériques, on observe également chez ces malades de graves métrorrhagies ou d'abondants écoulements sanguins par les parties génitales deux ou trois fois par mois.

Quant à l'influence des attaques sur la menstruation, Félix Plater a observé que les crises provoquaient quelquefois l'apparition des règles « à la manière des agents qui accélèrent la circulation. » La crise n'agit-elle point plutôt en paralysant les nerfs qui se rendent à la muqueuse utérine ?

SIMULATION DES HÉMORRHAGIES

Certaines hémorrhagies sont faciles à simuler : l'hématémèse et l'hémoptysie entre autres. Sauvages et Martin-Solon parlent de personnes, qui pour simuler l'hématémèse avalaient du sang. Dans le fait raconté par Sauvages, il s'agit d'une religieuse qui, pour sortir d'un monastère où elle était retenue, buvait du sang de bœuf qu'elle rendait ensuite.

Les auteurs du *Compendium de Médecine* rapportent des cas analogues : « L'un de nous fut abusé deux fois de la sorte : dans le premier cas, par une jeune femme qui voulait prolonger son séjour à l'hôpital, et il ne fut conduit à soupçonner la fraude que parce qu'il remarqua que la prétendue hématémèse avait toujours lieu vers la même époque de la journée, deux heures environ après que les saignées prescrites dans le service avaient été pratiquées. Il ne tarda pas à surprendre la malade avalant le sang qui avait été extrait de la veine de l'une de ses voisines de lit. Dans le second cas, il s'agissait d'un homme qui avait toutes les apparences de la santé, et chez lequel il était presque impossible de croire à une gastrorrhagie. Par des interrogations dirigées avec adresse, on fit croire à cet individu que, dans les maladies du genre de celle dont il se disait attaqué, le vomissement de sang devenait, au bout de quelque temps, périodique. Le soi-disant malade se hâta de mettre ce renseignement à profit, et de dissiper de lui-même le doute qui pouvait être resté dans l'esprit du médecin. »

Dans l'hémoptysie la simulation est plus facile à mettre en pratique, mais aussi plus facile à découvrir. Certains malades se piquent les gencives, la langue, et crachent le sang. Mais outre que la toux n'accompagne pas ces expectorations, l'examen direct et attentif de la bouche suffit à dévoiler la supercherie. Il n'est guère de service de l'hôpital où l'on n'ait observé de faits semblables, que tout le monde connaît et dont on pourra facilement trouver la véritable nature.

Il en est de même de l'épistaxis que l'on simule facilement à l'aide de l'introduction de corps pointus ou garnis d'aspérités (*épis de blé* ou *de seigle*) dans les narines.

Chez les jeunes sujets, à peau blanche, fine, les épistaxis sont fréquentes spontanément et faciles à provoquer. Il suffit d'un effort un peu prolongé en retenant la respiration pour faire jaillir le sang du nez. Ce moyen est employé souvent par les écoliers. Nous même nous avons vu récemment dans le service de M. le professeur Germain Sée, à l'Hôtel-Dieu, un jeune homme de 15 ans, délicat, à tempérament nerveux et qui subitement était pris de congestion de la face, de rougeur sur la poitrine, et finalement d'épistaxis. On finit par découvrir que l'enfant provoquait ces phénomènes, dont on s'était évertué à découvrir la cause dans une affection nerveuse.

Les hystériques, si versées dans l'art de la simulation, ont mis tous ces moyens en pratique. Quant à l'hématidrose, nous n'avons rien trouvé qui nous permette de croire à sa simulation. Nous ne voyons pas, d'ailleurs, comment on pourrait mettre en œuvre la supercherie dans ce cas, attendu que l'examen direct suffirait pour la découvrir. On pourrait, il est vrai, imbiber de sang le linge qui recouvre le corps, mais l'inspection de la peau démontrerait amplement que le sang n'est pas sorti par les pores cutanés. Néanmoins, on ne saurait trop le répéter, lorsqu'il

s'agit d'hystérie, il faut toujours songer à la simulation.

PRONOSTIC.

Les hémorrhagies chez les hystériques ne sont pas
graves par elles-mêmes, en ce sens qu'elles n'ont
jamais entraîné la mort des malades. Les deux cas
rapportés par M. Bernutz, auxquels nous avons fait
allusion, n'ont été mortels que par l'affaiblissement
de l'organisme dont les hémorrhagies cutanées et
muqueuses n'étaient elles-mêmes qu'un symptôme.
M. Périssé rapporte dans sa thèse un cas de mort
emprunté à Bercioux, mais ici la terminaison fatale
avait été amenée par un ulcère de l'estomac, cause des
hématémèses.

Dans la plupart des cas, la forme la plus grave des
hémorrhagies hystériques, l'hématémèse, est un
symptôme plns effrayant que dangereux, car malgré
la quantité de sang perdu, les malades conservent
leur fraicheur habituelle ou la reprennent en quelques
jours. A plus forte raison, ne doit-on pas s'effrayer
en présence des autres hémorrhagies moins graves.
La véritable gravité de la maladie réside dans l'affection dont les hémorrhagies sont le symptôme, dans
l'hystérie, et non dans le symptôme lui-même.

TRAITEMENT.

Le traitement a en général peu d'efficacité sur les hémorrhagies considérées comme symptôme de l'hystérie.

Dans le cas de Chauffard, les accidents durèrent près de trois mois; ils furent combattus d'abord sans succès par des saignées locales autour de la tête et des organes génitaux; ils cédèrent assez rapidement aux saignées révulsives répétées et à d'autres topiques révulsifs.

La malade de Van Swieten, encore mal réglée, fut traitée par les emménagogues, qui firent cesser momentanément les hémorrhagies; mais celles-ci revinrent encore à plusieurs reprises.

Dans l'obs. V, la maladie a guéri sans traitement.

Dans l'obs. VII, le traitement appliqué à l'hystérie ayant amélioré l'état général, le bénéfice en retentit sur les vomissements sanglants (*bromure de potassium*). Le même traitement n'a rien produit dans l'obs. XII, ni dans l'obs. XIV.

Dans l'obs. XV, les médications les plus énergiques restèrent sans succès, et la malade sortit après avoir épuisé la matière médicale et toute la pharmacie de l'hôpital.

En présence de ces insuccès on ne peut que formuler des indications générales, rationnelles, sur le traitement des hémorrhagies hystériques.

Sans négliger les modifications de la crase sanguine propre à combattre la chloro-anémie, compagne si fréquente de l'hystérie dans ces hémorrhagies liées aux attaques hystériques, c'est surtout aux agents propres à diminuer la fréquence et l'intensité de ces attaques qu'il faudra s'adresser.

Nous mettons en première ligne, le bromure de potassium, ensuite une bonne hygiène et l'hydrothérapie. Contre les hématémèses, la glace à l'intérieur et sur la région épigastrique, les révulsifs cutanés, les astringents. Contre l'hématidrose, l'hydrothérapie, peut-être les courants continus.

Peut-être les troubles de l'innervation vaso-motrice pourront-ils conduire en outre à l'emploi de certains médicaments qui ont une action plus directe sur l'innervation vasculaire. C'est ainsi que M. Verneuil a préconisé le sulfate de quinine dans les congestions et les hémorrhagies qui accompagnent les névralgies traumatiques. Le succès qu'il a obtenu dans ces cas doit encourager le médecin a l'imiter dans le traitement des autres hémorrhagies liées aux névroses.

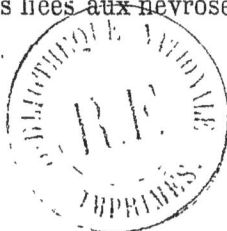

Paris. — A. PARENT, imp. de la Faculté de Médecine, r. M.-le-Prince, 29-31.

www.ingramcontent.com/pod-product-compliance
Lightning Source LLC
Chambersburg PA
CBHW071251200326
41521CB00009B/1712